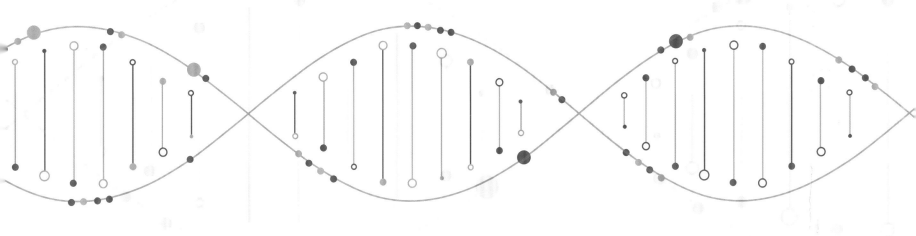

产前遗传咨询简易图谱

主　审　刘俊涛

主　编　马良坤

副主编　常家祯

人民卫生出版社

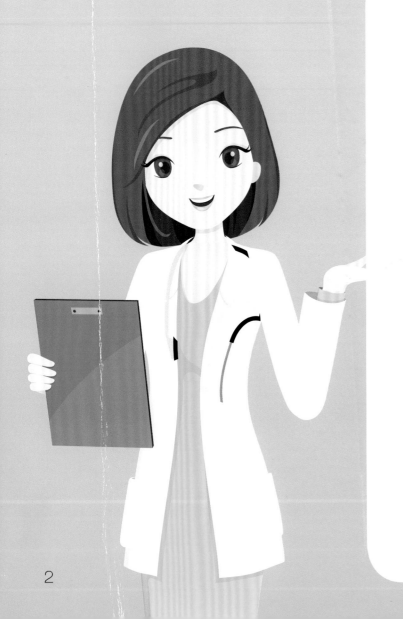

主编的话

　　在产科的临床工作中，产前遗传咨询是每位产科医生都会面临的一项工作。当医生面对一位没有任何医学基础的孕产妇，跟她交待清楚所做的唐氏筛查、羊水穿刺等检查项目的意义，以及假阳性、假阴性等常用的说法，一些罕见的基因病、染色体核型的易位等问题通常出现的状况是，大夫说不清楚，孕妇听不明白，造成后续很多的隐患。比如说，孕产妇不理解基因筛查的意义；不理解她要做的这些产前诊断及筛查的方法对自己和孩子是否有损伤；如果面临某种基因病她应该怎么去处理，应该进一步寻求什么样的帮助，例如染色体的平衡易位，她可能不敢结婚、不敢生育。因此，我们希望有这样一本简易的遗传咨询图谱，当医生在门诊中遇到孕产妇进行遗传咨询的时候，能够结合图谱的内容进行讲解，给广大孕妇们更好、更直观的印象。

　　其实，这本图谱也是很好的工具书，除外用于孕产妇教育，阅读本书也是基层医生自我学习和成长进步的一个过程，它把以前的、目前的以及最新的遗传知识、技能和方法都融合在里面，可以协助提高产科医生的诊疗能力，建立更好的医患沟通的桥梁。

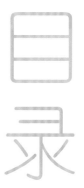

目录

3

目录

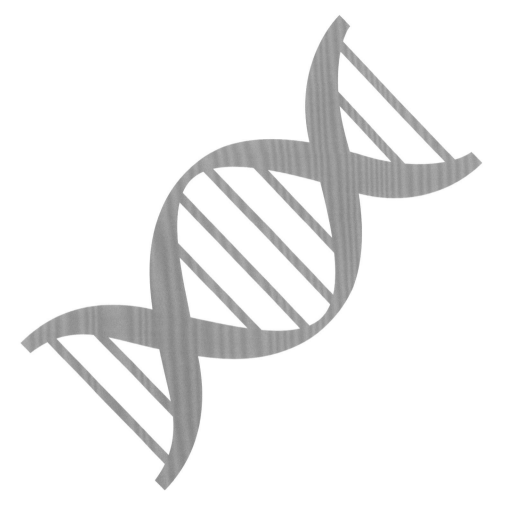

产前遗传咨询简易图谱

我们在显微镜下可以观察到细胞核中的染色体。染色体的主要成分是 DNA 和蛋白质。DNA 上携带有人类基因，基因决定未来宝宝的相貌、智商及一些行为习惯，例如头发的颜色、身高、皮肤的颜色、体重、智力、是否为左撇子等。

说得形象一点，人类的基因是信息量庞大的遗传数据库，染色体就是装载数据资料的"硬盘"。

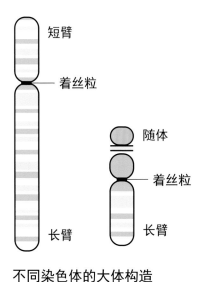

短臂

着丝粒

随体

着丝粒

长臂

长臂

不同染色体的大体构造

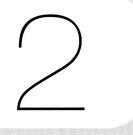

正常染色体

形态结构示意图

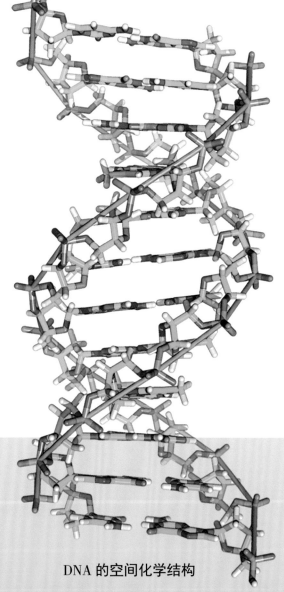

DNA 的空间化学结构

正常人体有 23 对（46 条）染色体（称为二倍体），有些人会多或少一两条染色体，继而引起器官发育障碍、智力行为异常等，称为非整倍体。不同的非整倍体发生的概率不同。

严重的染色体病，在胚胎时期就会引发流产。有些染色体病胎儿可以出生，甚至存活到成年，但通常终生伴随特定疾病。

分娩时新生儿染色体异常的发生率	
染色体异常种类	大致发生率
所有性染色体异常	1/426
克氏综合征	1/576 男孩
XYY 综合征	1/851 男孩
特纳综合征	1/1893 女孩
超雌综合征	1/947 女孩
其他性染色体异常	1/11,637
所有常染色体异常	1/164
21 三体	1/592
18 三体	1/3491
13 三体	1/11,637
平衡易位	1/712
所有染色体异常	1/118

参考文献: Nielsen J, Wohlert M. Chromosome abnormalities found among 34,910 newborn children: results from a 13-year incidence study in Århus, Denmark[J]. Human Genetics, 1991, 87(1):81-3.

染色体病
新生儿染色体异常

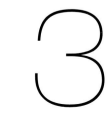

3

孕妇年龄与染色体异常发生率	
年龄（岁）	风险率（千分率）
35	8.7
36	10.1
37	12.2
38	14.8
39	18.4
40	23.0
41	29.0
42	37.0
43	45.0
44	50.0
45	62.0
46	77.0
47	96.0

Ferguson-Smith M A. Prenatal chromosome analysis and its impact on the birth incidence of chromosome disorders[J]. Br Med Bull, 1983, 39(4):355-364.

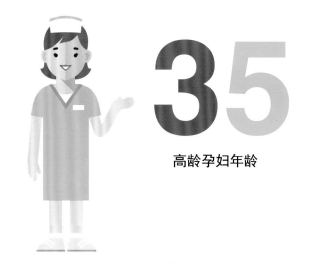

35

高龄孕妇年龄

一般的规律是，孕妇的年龄越大，越容易孕育染色体异常的胎儿，最常见的胎儿染色体异常是唐氏综合征。因此，高龄孕妇目前建议进行产前诊断。

分娩年龄大于35岁的孕妇就属于高龄孕妇了。

4 孕妇年龄
高龄孕妇与新生儿染色体病

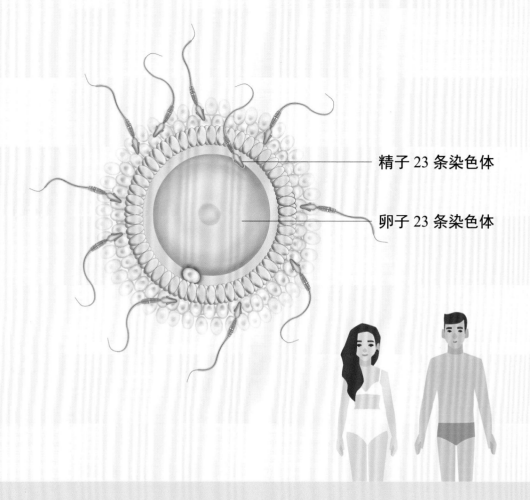

精子 23 条染色体

卵子 23 条染色体

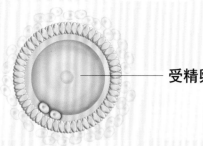

受精卵形成 46 条染色体

无论男女，正常人体有 23 对，即 46 条染色体。爸爸的睾丸在形成生殖细胞——精子时，会发生减数分裂，精子细胞只获得 23 条染色体。同样，妈妈的卵巢在形成生殖细胞——卵子时，也会发生减数分裂，卵子细胞只获得 23 条染色体。

当精子爸爸遇到卵子妈妈时，彼此紧紧相抱，融合成一个受精卵。受精卵的染色体又恢复到 46 条，生命开始孕育。

分别与重逢
认识减数分裂

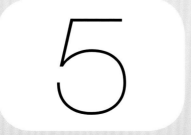

5

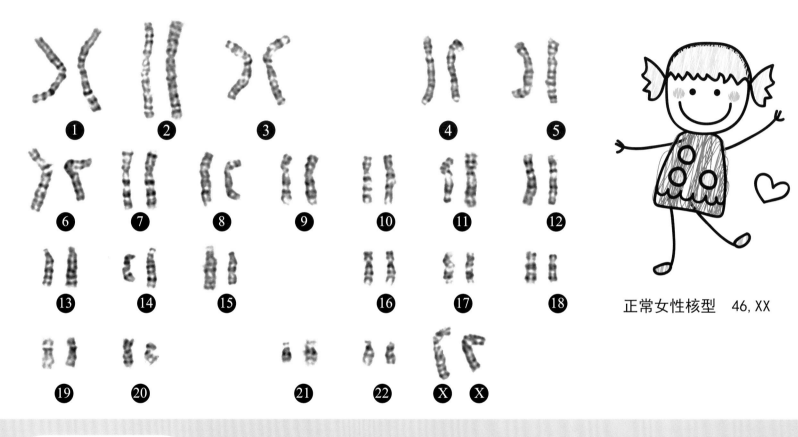

❶ ❷ ❸ ❹ ❺

❻ ❼ ❽ ❾ ❿ ⓫ ⓬

⓭ ⓮ ⓯ ⓰ ⓱ ⓲

⓳ ⓴ ㉑ ㉒ Ⓧ Ⓧ

正常女性核型　46, XX

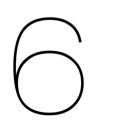

正常女性染色体核型

G 带模式图

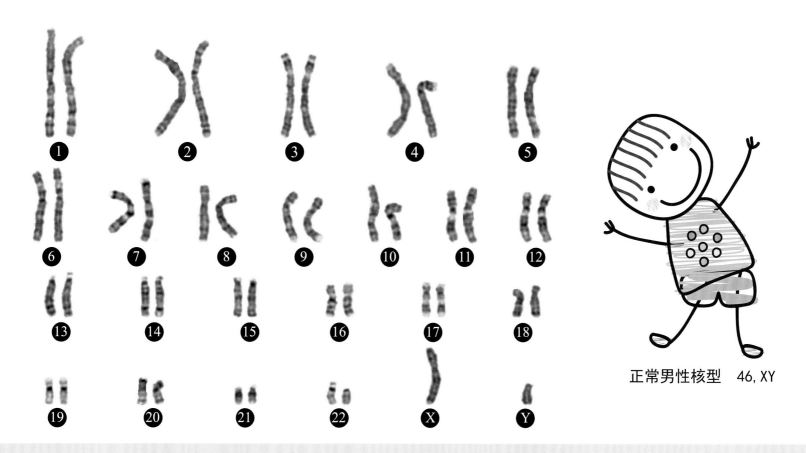

1   2   3   4   5

6   7   8   9   10   11   12

13   14   15   16   17   18

19   20   21   22   X   Y

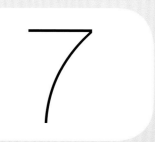

正常男性核型   46, XY

正常男性染色体核型

G 带模式图

7

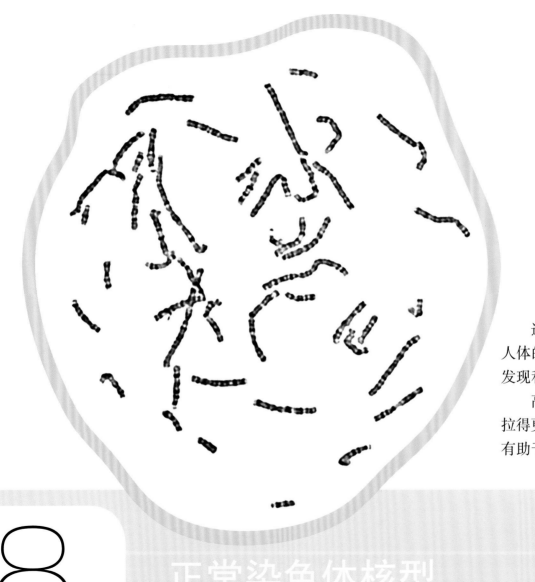

遗传学家通过检测和分析人体的染色体数量、结构等，发现和诊断染色体疾病。

高分辨技术可以将染色体拉得更长，并显示出更多细节，有助于发现一些较小的变异。

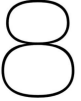

正常染色体核型

高分辨模式图

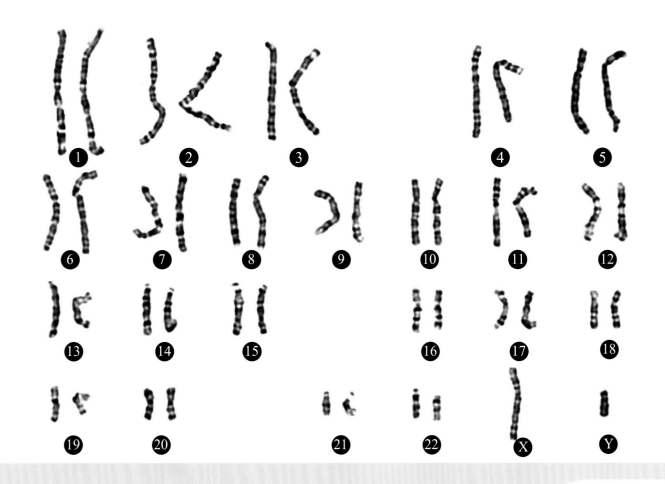

① ② ③ ④ ⑤

⑥ ⑦ ⑧ ⑨ ⑩ ⑪ ⑫

⑬ ⑭ ⑮ ⑯ ⑰ ⑱

⑲ ⑳ ㉑ ㉒ Ⓧ Ⓨ

正常男性染色体核型
高分辨核型排列

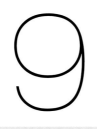

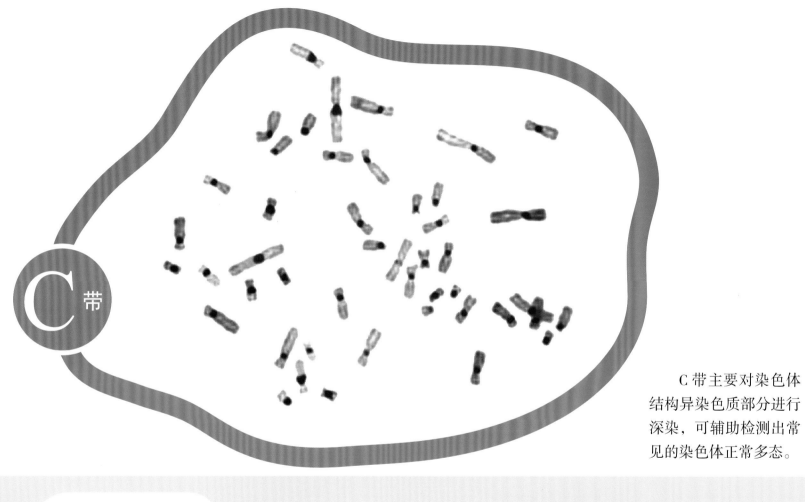

C带

C 带主要对染色体
结构异染色质部分进行
深染，可辅助检测出常
见的染色体正常多态。

10

正常染色体核型

C 带模式图

荧光原位杂交（fluorescence in situ hybridization,FISH）技术是一种重要的非放射性原位杂交技术。它不需要进行细胞培养，可快速检测出染色体数目异常。

绿色荧光：示 13 号染色体信号
蓝色荧光：示 18 号染色体信号
红色荧光：示 21 号染色体信号

正常染色体核型

FISH 模式图

11

46, XX, 16 qh+ 核型图

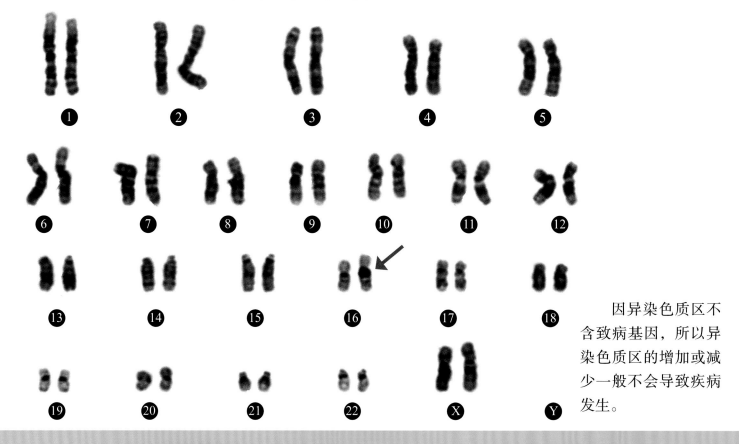

因异染色质区不含致病基因，所以异染色质区的增加或减少一般不会导致疾病发生。

12

多态性染色体核型

异染色质多态举例：1qh+, 9qh+, 16qh+, Yqh+

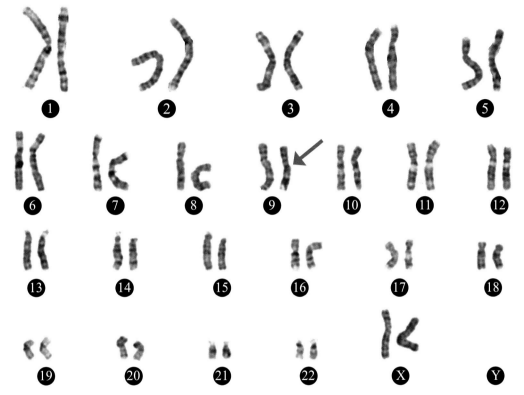

46, XX, inv（9）核型图

inv (9) 在正常人群中的携带率 >1/100，一般不会导致疾病发生。

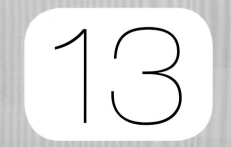

多态性染色体核型
倒位性多态举例：inv (9)(p12; q13)

13

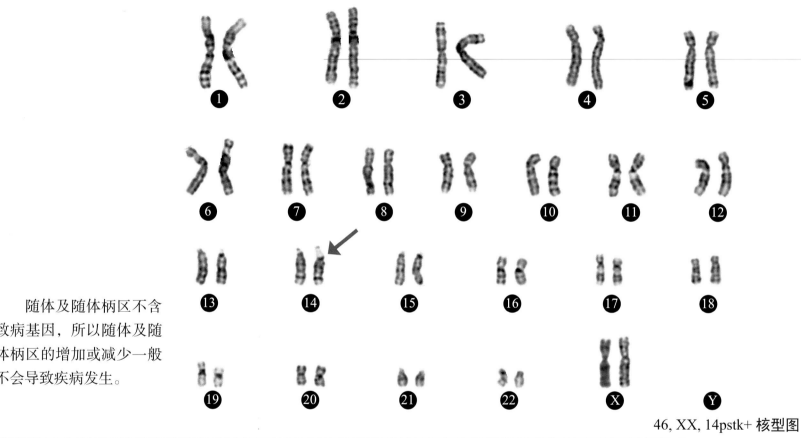

随体及随体柄区不含致病基因，所以随体及随体柄区的增加或减少一般不会导致疾病发生。

46, XX, 14pstk+ 核型图

14 多态性染色体核型
随体多态举例：ps+, pstk+, pss, Ys

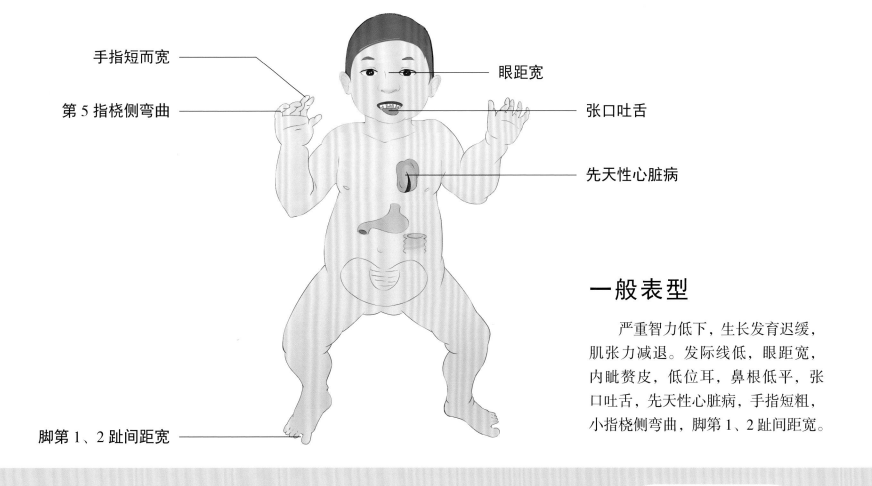

手指短而宽

第 5 指桡侧弯曲

眼距宽

张口吐舌

先天性心脏病

脚第 1、2 趾间距宽

一般表型

　　严重智力低下，生长发育迟缓，肌张力减退。发际线低，眼距宽，内眦赘皮，低位耳，鼻根低平，张口吐舌，先天性心脏病，手指短粗，小指桡侧弯曲，脚第 1、2 趾间距宽。

21- 三体综合征
表型特征

15

我们的染色体有 23 对，每一对包含 2 条染色体，分别代表来自母亲和父亲的遗传信息。

顾名思义，21- 三体综合征（简称 21 三体）就是 21 号染色体多了一条，多出的这条 21 号染色体大多来自母亲，少数也可来自父亲。60% 的患儿在胚胎时期流产，存活出生的新生儿，临床表现为智力落后、特殊面容、生长发育障碍和器官畸形等，医学上称为唐氏综合征。

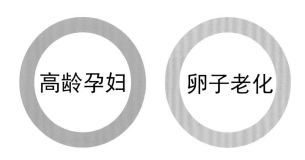

母亲年龄与对应的 21 三体患儿出生风险					
母亲年龄（岁）	比例	出生风险率（千分率）	母亲年龄（岁）	比例	出生风险率（千分率）
14	1/1108	0.9	34	1/430	2.3
15	1/2434	0.4	35	1/338	3.0
16	1/2013	0.5	36	1/259	3.9
17	1/1599	0.6	37	1/201	5.0
18	1/1789	0.6	38	1/162	6.2
19	1/1440	0.7	39	1/113	8.8
20	1/1441	0.7	40	1/84	12
21	1/1409	0.7	41	1/69	15
22	1/1465	0.7	42	1/52	19
23	1/1346	0.7	43	1/37	27
24	1/1396	0.7	44	1/38	26
25	1/1383	0.7	45	1/32	31
26	1/1187	0.8	46	1/31	52
27	1/1235	0.8	47	1/25	40
28	1/1147	0.9	48	1/62	16
29	1/1002	1.0	49	1/86	12
30	1/959	1.0	50	1/44	23
31	1/837	1.2	51	1/92	11
32	1/695	1.4	52	1/62	16
33	1/589	1.7			

Morris J K, Mutton D E, Alberman E. Revised estimates of the maternal age specific live birth prevalence of Down's syndrome[J]. Journal of Medical Screening, 2002, 9(1):2.

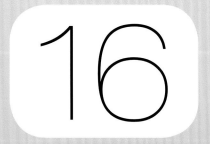

16
21- 三体风险率
孕妇年龄及孕周与 21 三体风险率

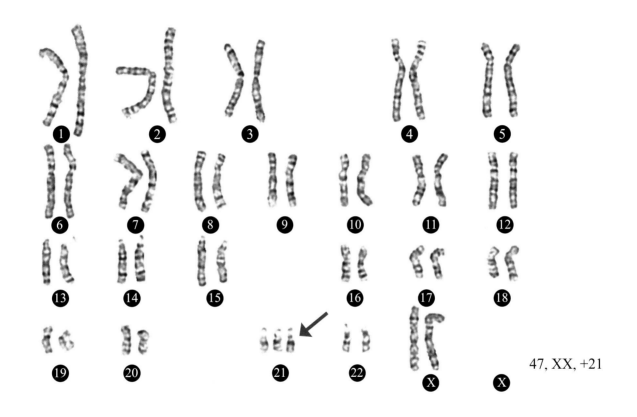

47, XX, +21

21- 三体综合征

完全型 21- 三体综合征核型图

17

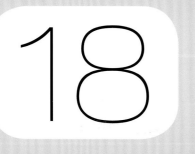

绿色荧光：示 13 号染色体信号
红色荧光：示 21 号染色体信号

18

21- 三体综合征
21- 三体 FISH 结果图

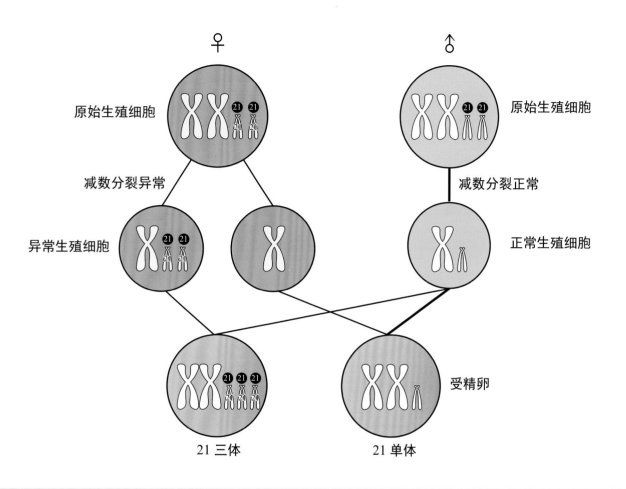

♀   ♂

原始生殖细胞   原始生殖细胞

减数分裂异常   减数分裂正常

异常生殖细胞   正常生殖细胞

受精卵

21 三体   21 单体

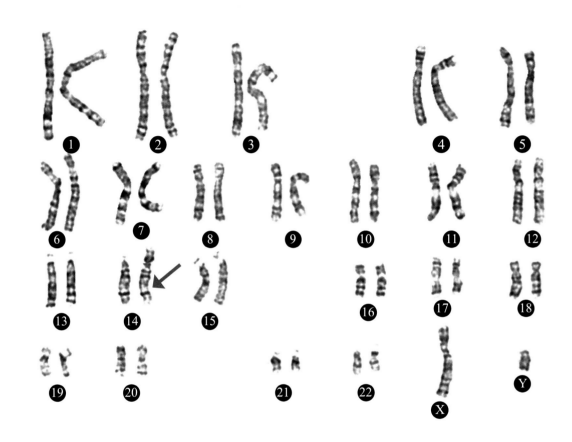

46, XY, rob (14; 21)
(q10; q10)

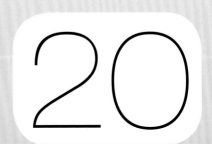

21- 三体综合征
易位型 21- 三体核型图

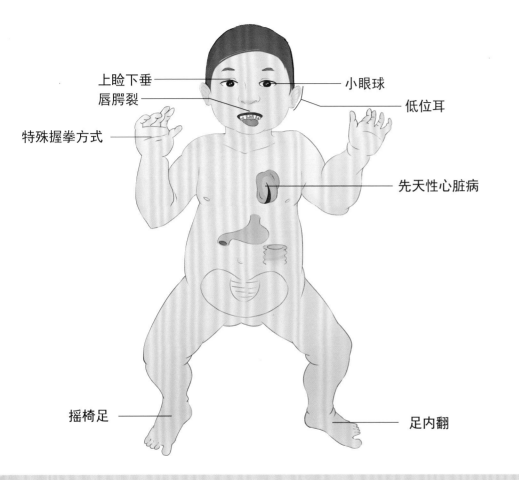

上睑下垂 —— 小眼球
唇腭裂 —— 低位耳
特殊握拳方式 ——
先天性心脏病
摇椅足 —— 足内翻

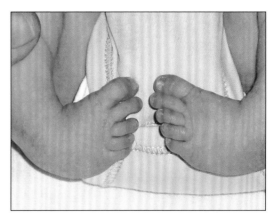

足内翻

一般表型

严重智力低下，特殊面容，生长发育迟缓，肌张力增高，特殊握拳方式，足内翻，摇椅形足底。

18-三体综合征
表型特征

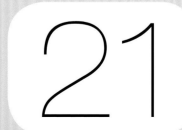

21

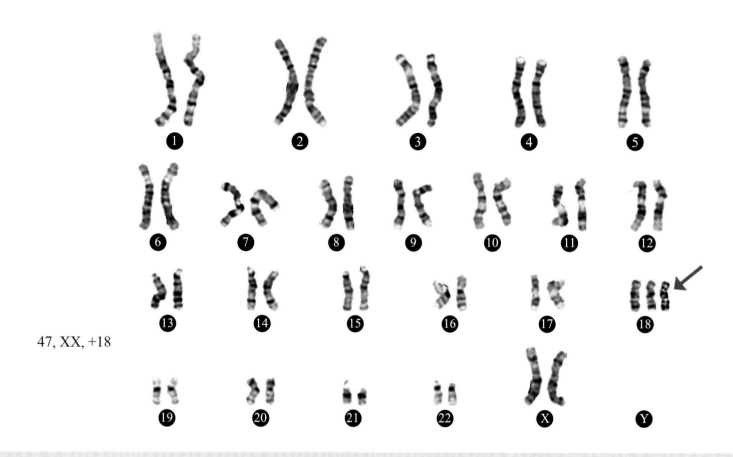

47, XX, +18

18-三体综合征
18-三体综合征核型图

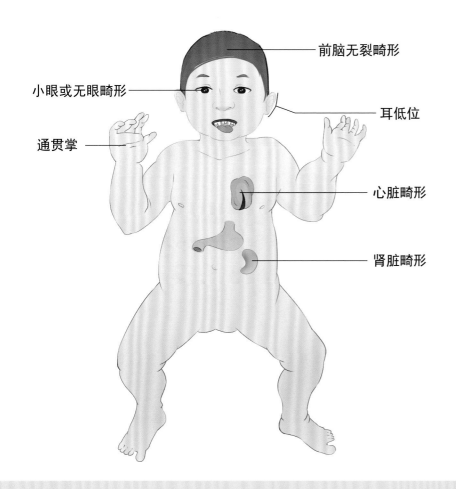

前脑无裂畸形

小眼或无眼畸形

耳低位

通贯掌

心脏畸形

肾脏畸形

一般表型

严重智力低下，特殊面容，手、足及生殖器畸形，严重生长发育迟滞，90% 患儿在 1 岁内死亡。

13- 三体综合征
表型特征

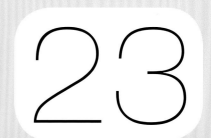

23

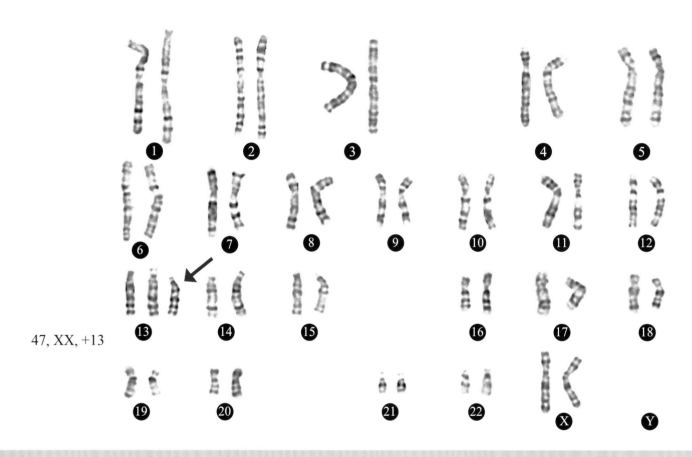

47, XX, +13

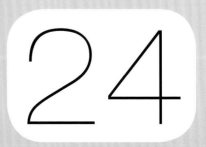

13-三体综合征

13-三体综合征核型图

一般表型

最常见的性染色体异常疾病，女性新生儿中发病率为 1/5000。身材矮小，智力一般，可有智力低下，小下颌，后发际低，面部及身体多发性黑痣，内眦赘皮，上睑下垂，可有颈蹼，盾状胸，乳间距宽，肘外翻，先天性心脏病，卵巢及外生殖器发育不全，原发闭经等。

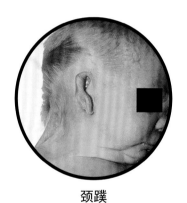

颈蹼

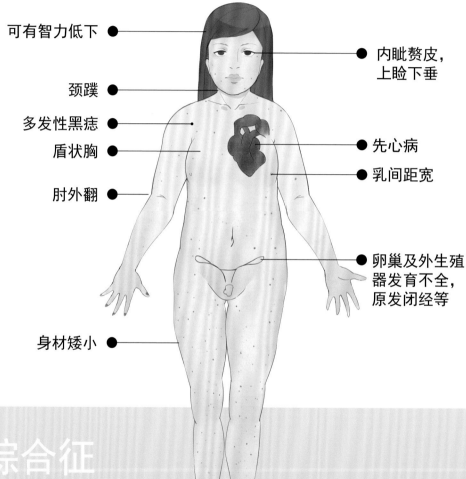

可有智力低下

颈蹼

多发性黑痣

盾状胸

肘外翻

身材矮小

内眦赘皮，上睑下垂

先心病

乳间距宽

卵巢及外生殖器发育不全，原发闭经等

26 特纳综合征
表型特征

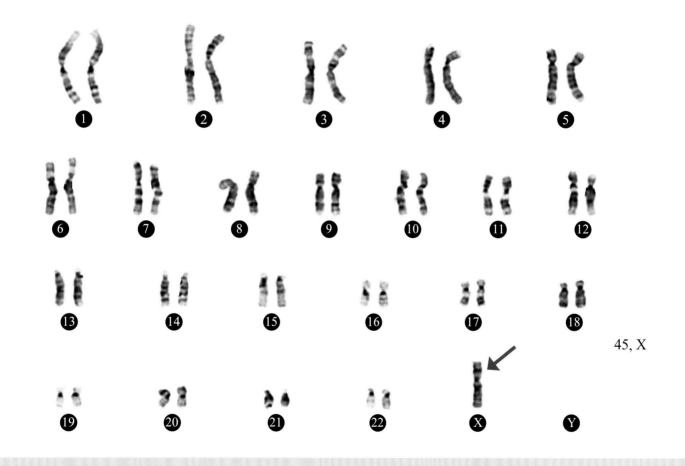

45, X

特纳综合征
特纳综合征核型图

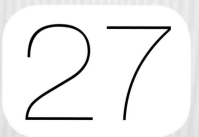

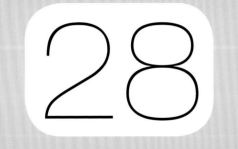

特纳综合征

特纳综合征 FISH 结果图

嵌合体

嵌合体指一个个体同时存在两种或两种以上不同核型的细胞系。嵌合个体的临床表型一般介于正常个体和纯合异常个体之间，表型的严重程度往往受嵌合比例影响。

如：45, X / 46, XX

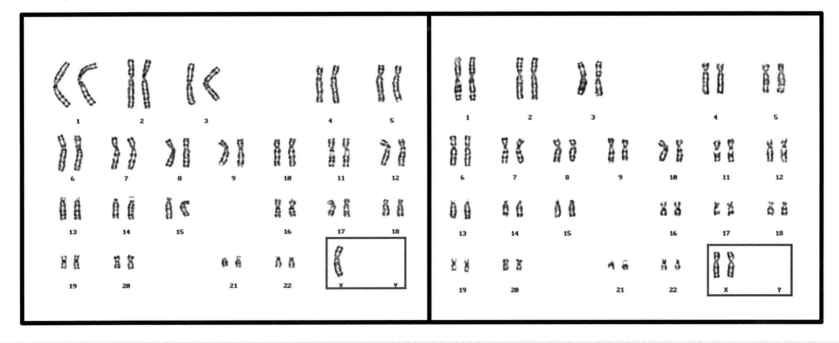

一般表型

　　身材高大，四肢细长，皮肤细嫩，可有智力低下及精神异常，无喉结，胡须、腋毛、阴毛稀少或缺如，阴毛呈女性分布，男性乳房发育，睾丸小、隐睾，阴茎短小，不育。男性新生儿中的发病率为 1/1000。

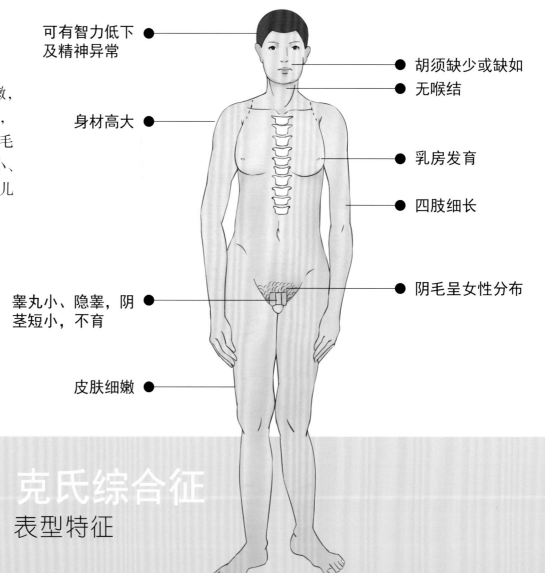

可有智力低下及精神异常

身材高大

睾丸小、隐睾，阴茎短小，不育

皮肤细嫩

胡须缺少或缺如

无喉结

乳房发育

四肢细长

阴毛呈女性分布

30 克氏综合征
表型特征

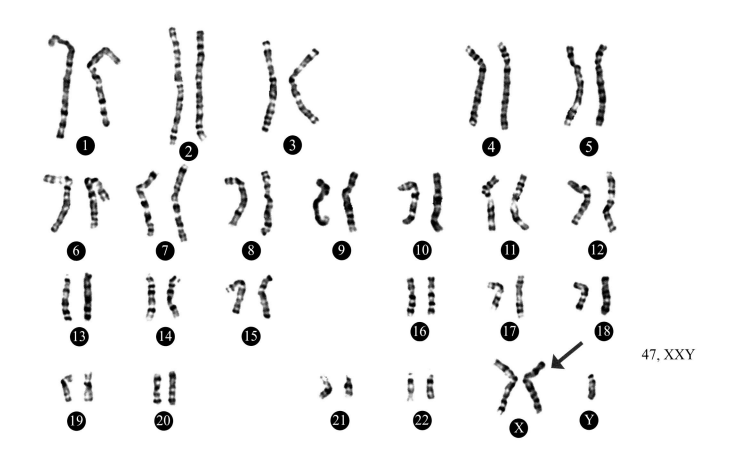

47, XXY

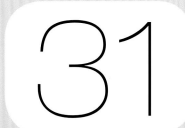

克氏综合征
克氏综合征核型

31

一般表型

受累女性的智商在正常范围，但较同龄人低 10～15 分，轻度的学习障碍，主要表现为词汇障碍。除了偶尔有泌尿生殖系异常外，胎儿超声通常无特殊发现。成年女性身高略高，可以生育。

女性中的发生率为 1/1000，与母体高龄相关（70% 是由于第一次减数分裂错误导致）。多数患者未被诊断。

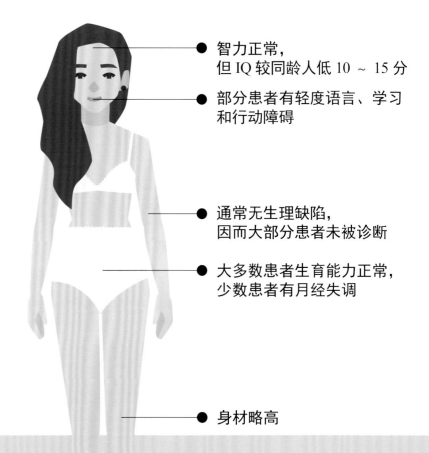

- 智力正常，
  但 IQ 较同龄人低 10～15 分
- 部分患者有轻度语言、学习和行动障碍

- 通常无生理缺陷，
  因而大部分患者未被诊断

- 大多数患者生育能力正常，
  少数患者有月经失调

- 身材略高

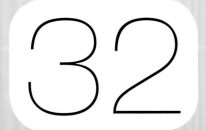

32 超雌综合征
表型特征

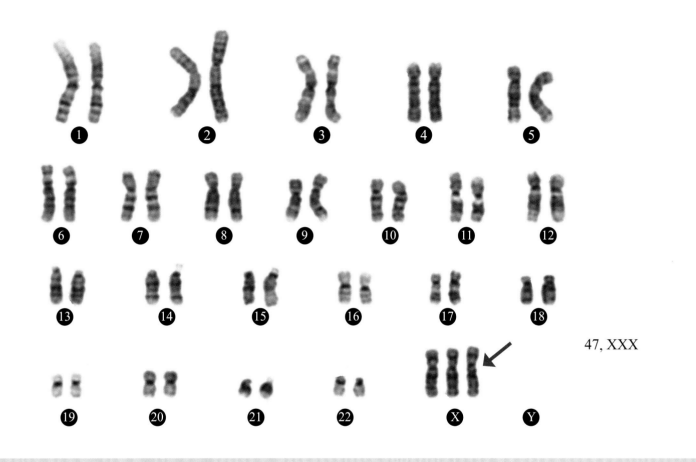

47, XXX

超雌综合征
超雌综合征核型图

33

一般表型

受累男性的 IQ 在正常范围，但较同龄人低 10 ~ 15 分。轻微的学习障碍，涉及语言，但数学能力不受影响。成年男性身材高瘦，有生育能力，但后代发生性染色体异常的风险增加，妻子妊娠时需进行产前诊断。

男性中的发病率为 1/1000，多数病例没有获得诊断。与父亲年龄大小没有关系，且缺乏特异性的胎儿超声发现。

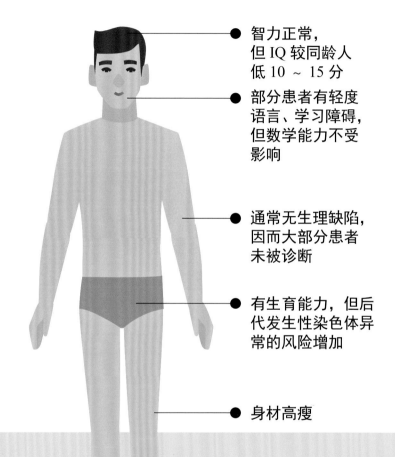

智力正常，
但 IQ 较同龄人
低 10 ~ 15 分

部分患者有轻度
语言、学习障碍，
但数学能力不受
影响

通常无生理缺陷，
因而大部分患者
未被诊断

有生育能力，但后
代发生性染色体异
常的风险增加

身材高瘦

34 XYY 综合征
表型特征

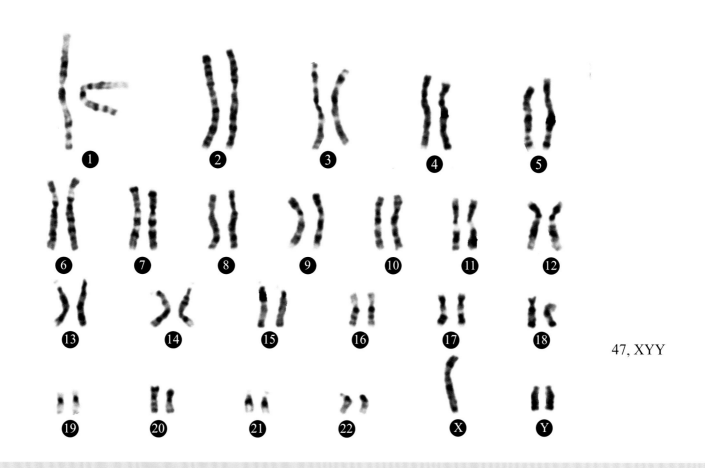

47, XYY

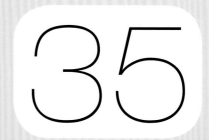

XYY 综合征
XYY 综合征核型图

35

该综合征由5号染色体短臂末端缺失所致，因患儿哭声高调尖锐，类似猫叫，故得名"猫叫综合征"。一般临床特征可见生长发育迟缓、智力障碍、小头、特殊面容及肌张力低下等。

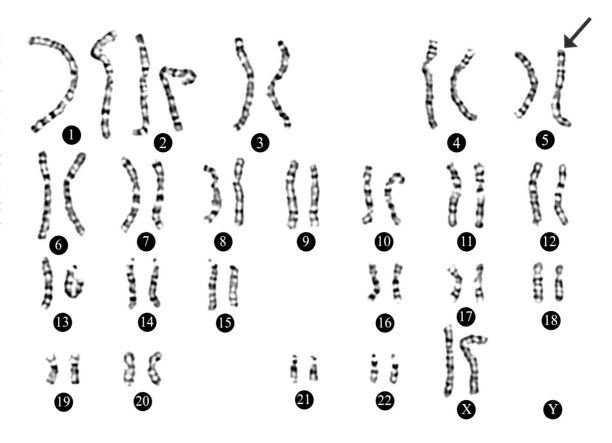

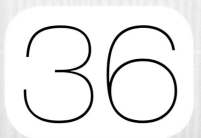

36

猫叫综合征核型图

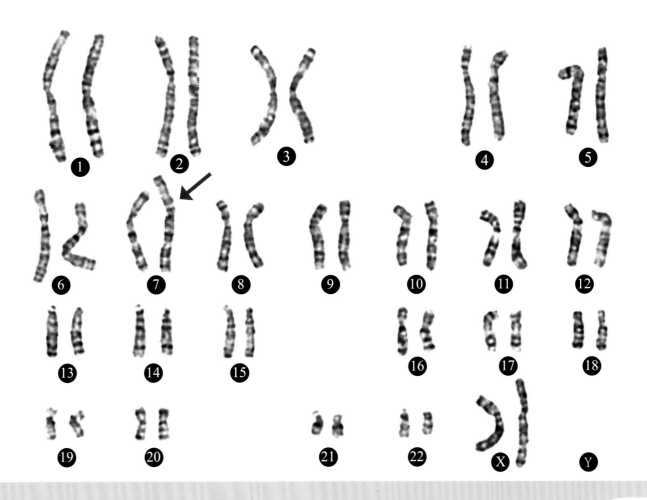

异常核型的例子还有很多，不同的异常核型会导致不同的临床表型，它们的共同特征一般包括智力障碍，生长发育迟缓，多发畸形，特殊面容等。

46, XX, der (7) (7; 15) (p25; q11) 即一条正常的 7 号染色体被一条衍生 7 号染色体所替代。

其他异常核型示例
46, XX, der (7) (7; 15)

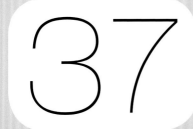

罗伯逊易位指13,14,15,21及22号染色体的其中两条头对头连接在了一起,携带者一般临床表型正常,但可能会产生异常生殖细胞生育染色体异常患儿。

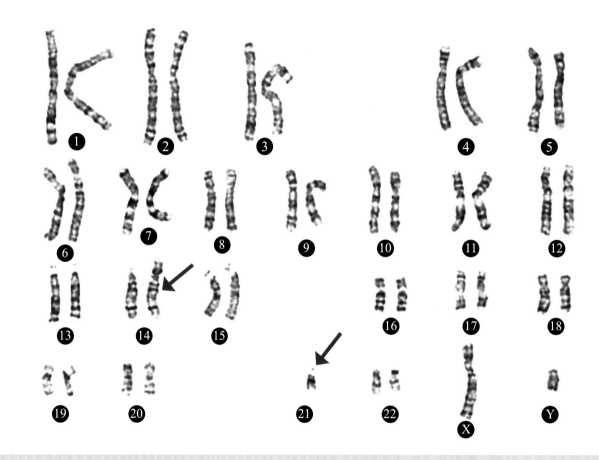

携带者核型示例

罗伯逊易位携带者核型图

46, XY, der (14; 21) (q10; q10)

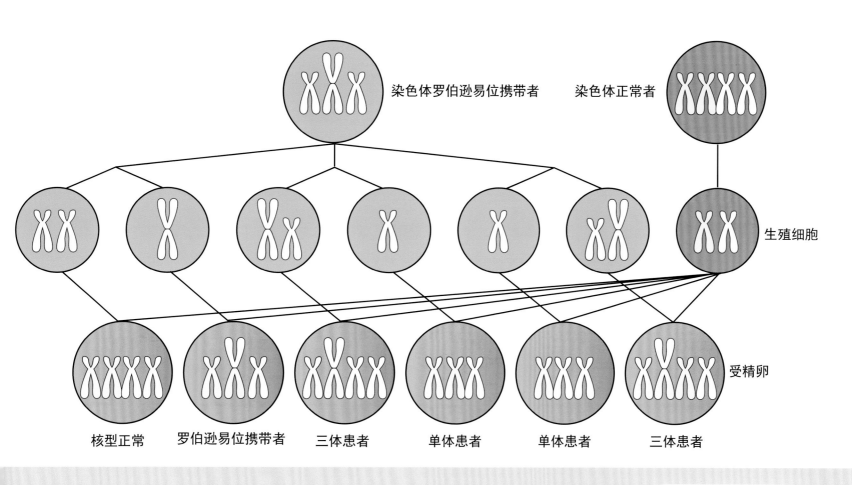

染色体罗伯逊易位携带者　　染色体正常者

生殖细胞

受精卵

核型正常　　罗伯逊易位携带者　　三体患者　　单体患者　　单体患者　　三体患者

罗伯逊易位携带者
减数分裂产生后代示意图

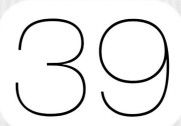

平衡易位指两条或多条染色体断裂后交叉重接，仅染色体片段位置发生改变，而没有发生缺失或重复。携带者一般临床表型正常，但极易产生异常生殖细胞，造成不孕、反复流产或生育染色体异常患儿。

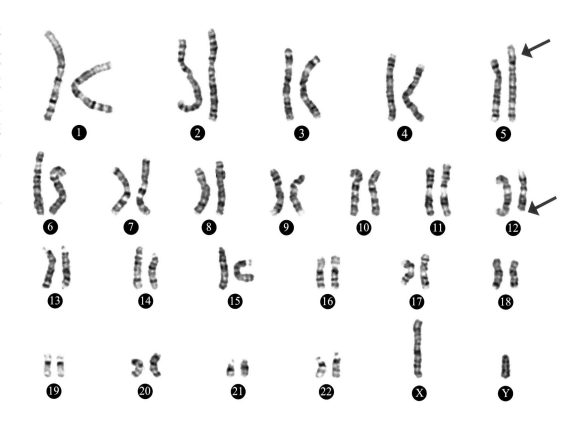

① ② ③ ④ ⑤

⑥ ⑦ ⑧ ⑨ ⑩ ⑪ ⑫

⑬ ⑭ ⑮ ⑯ ⑰ ⑱

⑲ ⑳ ㉑ ㉒ X Y

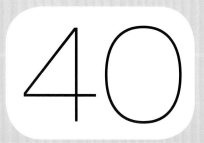

平衡易位

平衡易位携带者核型图

46, XY, t (5; 12) (p15; q24.1)

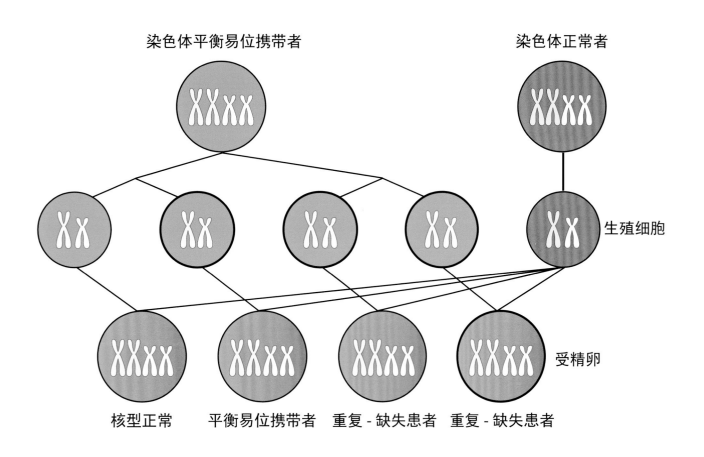

染色体平衡易位携带者　　　　　　　　染色体正常者

生殖细胞

受精卵

核型正常　　平衡易位携带者　　重复 - 缺失患者　　重复 - 缺失患者

平衡易位
减数分裂产生后代示意图

41

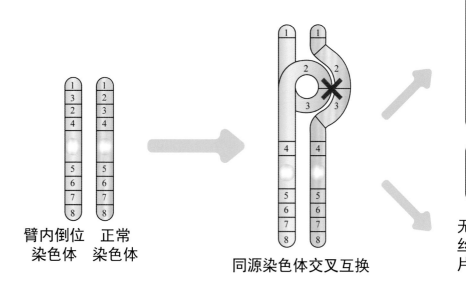

臂内倒位   正常
染色体   染色体

同源染色体交叉互换

无着
丝粒
片段

双着丝粒染色体

臂内倒位指某条染色的长臂或短臂内发生两次断
裂，断裂片段倒位后重接。携带者一般临床表型正常，
但减数分裂时易产生无着丝粒片段及双着丝粒染色体，
造成不孕、反复流产或生育染色体异常患儿。

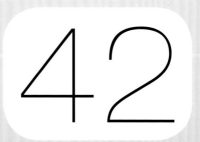

臂内倒位
减数分裂产生后代示意图

臂间倒位指某条染色体的长臂及短臂分别发生一次断裂，断裂片段倒位后重接。携带者一般表型正常，但减数分裂时易产生染色体部分缺失／部分重复，造成不孕、反复流产或生育染色体异常患儿。

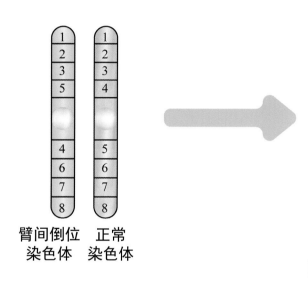

臂间倒位
染色体　　正常
染色体

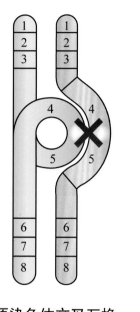

同源染色体交叉互换

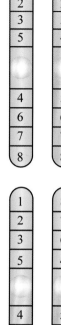

染色体部分缺失／部分重复

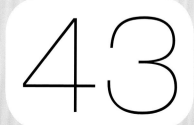

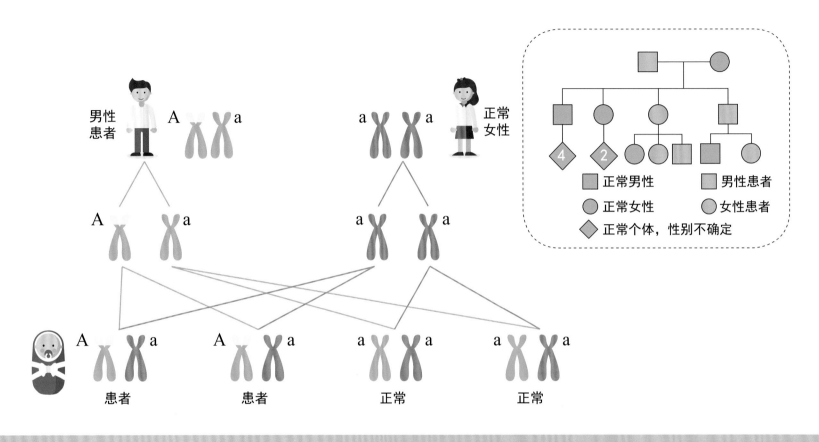

男性患者　A　a

正常女性　a　a

A　a　　a　a

A　a　　A　a　　a　a　　a　a

患者　　　患者　　　正常　　　正常

正常男性　　男性患者
正常女性　　女性患者
正常个体，性别不确定

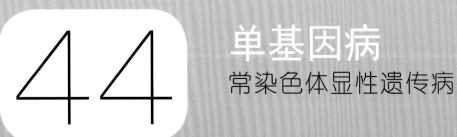

単基因病
常染色体显性遗传病

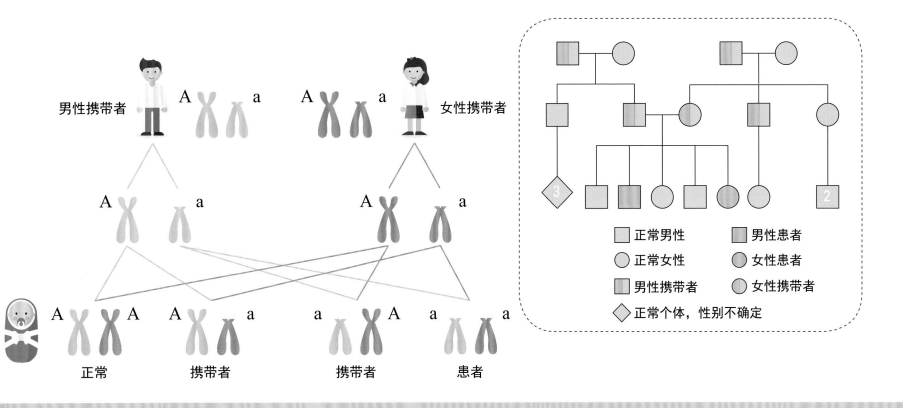

男性携带者　A 🧬 a　A 🧬 a　女性携带者

A 🧬　a 🧬　　　　A 🧬　a 🧬

A 🧬 A　A 🧬 a　　a 🧬 A　a 🧬 a

正常　　　携带者　　　携带者　　　患者

□ 正常男性　　　■ 男性患者

○ 正常女性　　　● 女性患者

▨ 男性携带者　　◐ 女性携带者

◇ 正常个体，性别不确定

单基因病
常染色体隐性遗传病

45

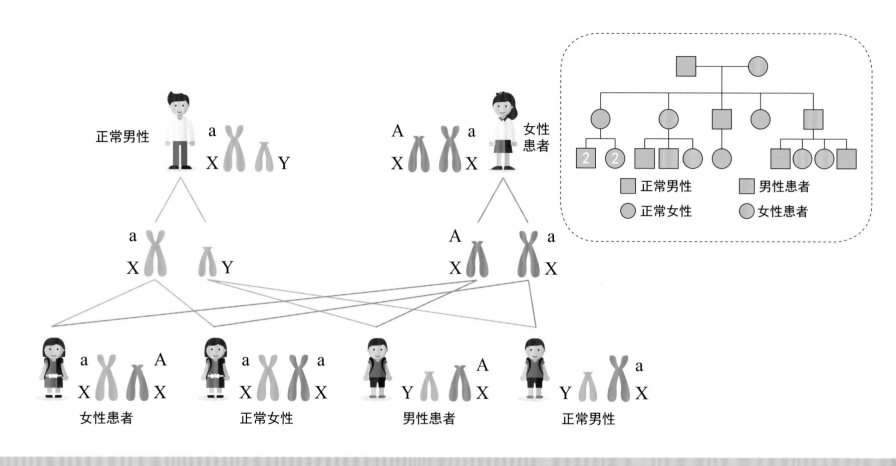

正常男性

a
X

Y

A
X

a
X

女性
患者

正常男性 | 男性患者

正常女性 | 女性患者

a
X

Y

A
X

a
X

a
X

A
X

女性患者

a
X

a
X

正常女性

Y

A
X

男性患者

Y

a
X

正常男性

46 单基因病
X 连锁显性遗传病

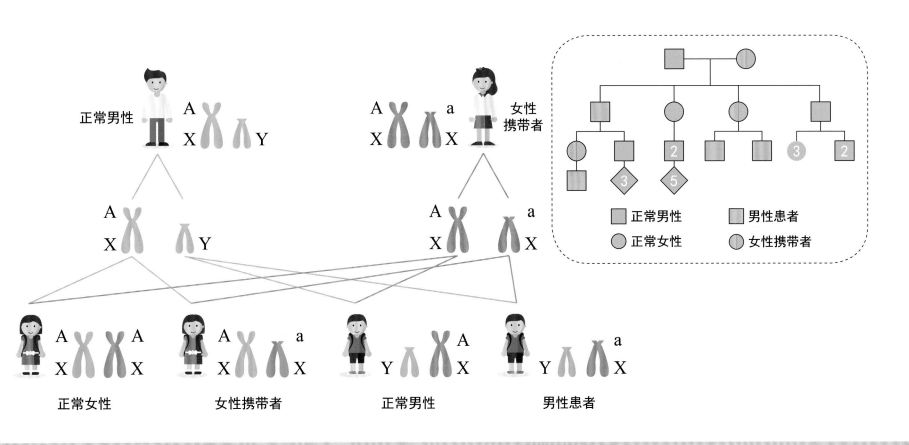

正常男性

A
X

Y

A
X

a
X

女性
携带者

A
X

Y

A
X

a
X

正常女性

A
X

A
X

女性携带者

A
X

a
X

正常男性

Y

A
X

男性患者

Y

a
X

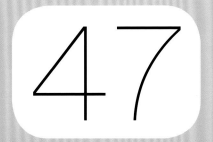

■ 正常男性　　■ 男性患者

● 正常女性　　● 女性携带者

单基因病
X 连锁隐性遗传病

47

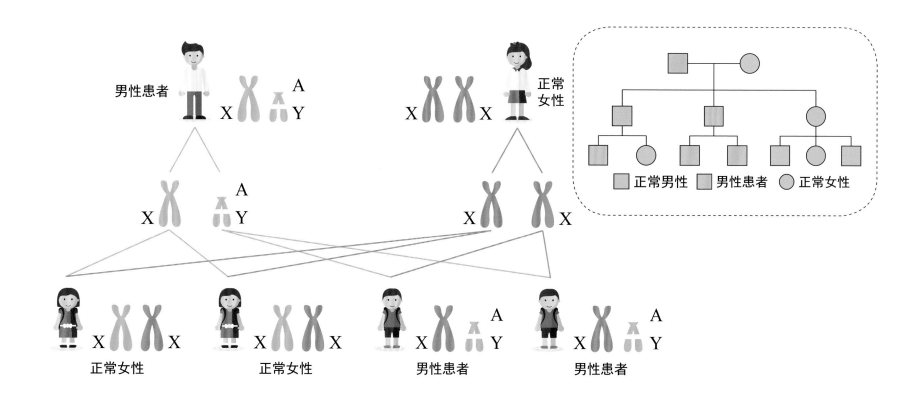

男性患者　　X ┃A Y

正常女性　　X X

男性患者　　X ┃A Y

正常女性　　X X

A Y

X X

正常女性　　X X

正常女性　　X X

男性患者　　X ┃A Y

男性患者　　X ┃A Y

■ 正常男性　■ 男性患者　● 正常女性

48

单基因病
Y 连锁遗传病

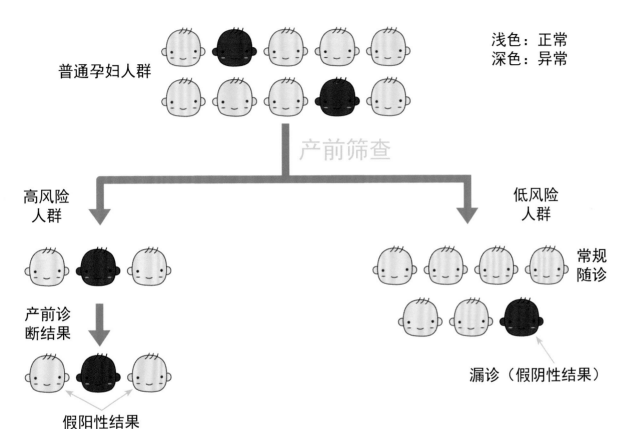

普通孕妇人群

浅色：正常
深色：异常

产前筛查

高风险
人群

低风险
人群

常规
随诊

产前诊
断结果

漏诊（假阴性结果）

假阳性结果

唐氏筛查通过化验孕妇的血液，检测母体血清中绒毛促性腺激素、甲胎蛋白和游离雌三醇的浓度，并结合孕妇的年龄、体重、孕周等情况来判断胎儿患 21- 三体综合征、18-三体综合征、开放性神经管缺陷的危险程度。该项筛查的检出率为 60% ~ 70%，假阳性率约为 5%。

检测方法
血清学唐氏筛查

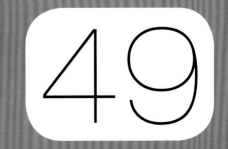

无创产前筛查通过采集孕妇外周血，检测母体血浆中的游离 DNA，来判断胎儿患 21、18、13 三体综合征的危险程度。该项筛查的检出率约 99%，假阳性率<0.05%。

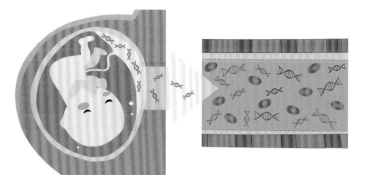

检测原理

胎盘释放游离 DNA 片段

母体外周血中含有一定量的胎儿游离 DNA 片段

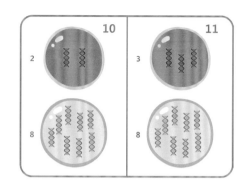

通过分别计算来源于 21、18、13 号染色体的游离 DNA 量，判断胎儿罹患 21、18、13 三体综合征的风险

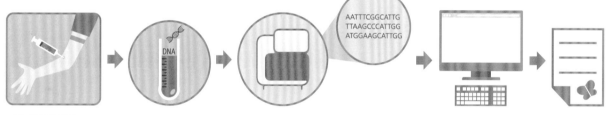

检测流程

采集孕妇外周血　　提取游离 DNA 片段　　　　高通量测序　　　　　数据分析　　　发出报告

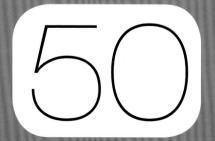

50

检测方法
无创产前筛查（Non-invasive prenatal test，NIPT）

绒毛膜活检术是产前诊断的一种方法，最佳检查时间是 11 ~ 13^{+6} 周，即早期妊娠的产前诊断。

具体操作时，需要超声引导，将一根细长针穿入绒毛膜，吸取少量绒毛组织，用于胎儿遗传学诊断。

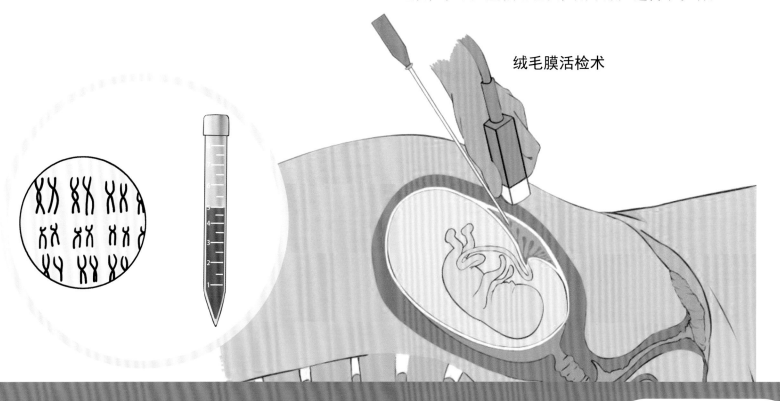

绒毛膜活检术

检测方法
有创性产前诊断

51

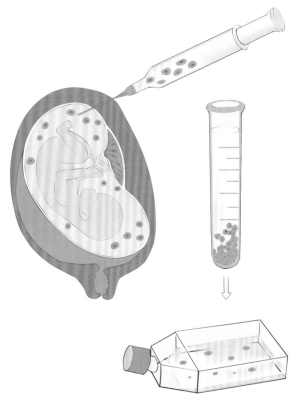

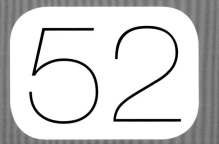

羊膜腔穿刺术

羊水穿刺术是产前诊断最常用的一种方法，最佳检查时间是 18 ~ 22 孕周，即中期妊娠的产前诊断。此时胎儿小，羊水细胞相对较多，易于获取。

具体操作时，需要超声引导，将一根细长针穿过孕妇的腹壁和子宫壁，进入羊膜腔，抽取 20 毫升羊水，用于胎儿遗传学诊断，同时还可以测定羊水中甲胎蛋白，协助诊断胎儿开放性神经管畸形等。

行胎儿染色体核型分析时，由于细胞生长需要一定的周期，故取材后的标本需要经过一段时间的培养后才能收获进行检测，在此过程中存在一定的培养失败风险。

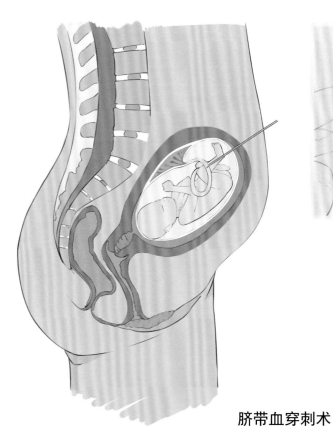

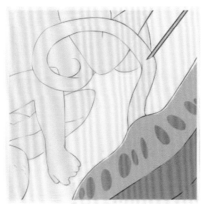

脐带血穿刺术

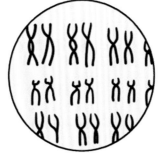

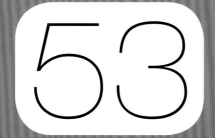

脐带血穿刺术也是产前诊断的一种方法。

具体操作时，需要超声引导，将一根细长针穿入胎儿脐静脉，抽取一些脐血，用于胎儿遗传学诊断。

检测方法
有创性产前诊断

53

基因组病是由染色体片段的微缺失/微重复导致的，由于微缺失/微重复片段较小，普通的染色体核型分析无法检测出，故需要采用基因芯片或高通量测序技术。

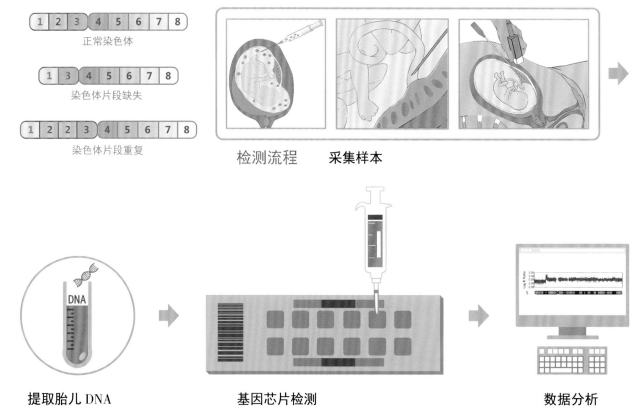

正常染色体

染色体片段缺失

染色体片段重复

检测流程　采集样本

提取胎儿 DNA

基因芯片检测

数据分析

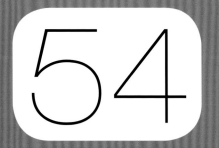

54 基因组病
基因芯片检测

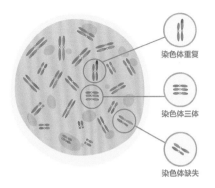

染色体重复

染色体三体

染色体缺失

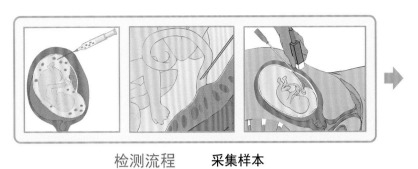

检测流程　　　采集样本

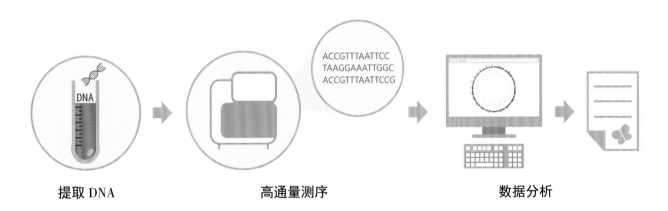

提取 DNA　　　　　　高通量测序　　　　　　数据分析

检测方法
高通量测序

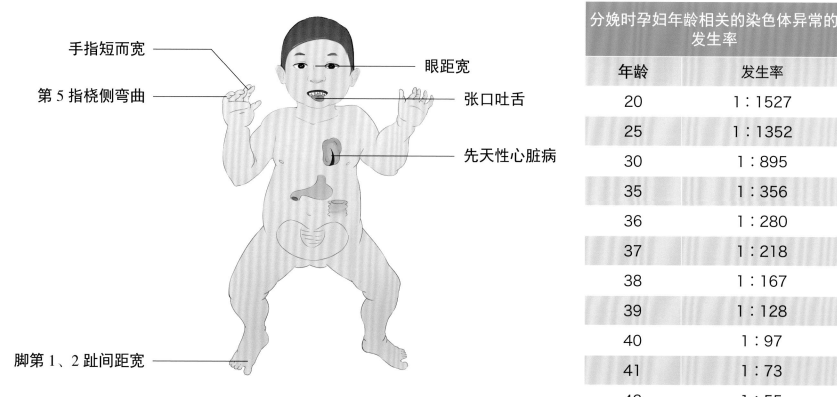

手指短而宽

第 5 指桡侧弯曲

眼距宽

张口吐舌

先天性心脏病

脚第 1、2 趾间距宽

56 21- 三体综合征

分娩时孕妇年龄相关的染色体异常的发生率	
年龄	发生率
20	1：1527
25	1：1352
30	1：895
35	1：356
36	1：280
37	1：218
38	1：167
39	1：128
40	1：97
41	1：73
42	1：55
43	1：41
44	1：30
45	1：23

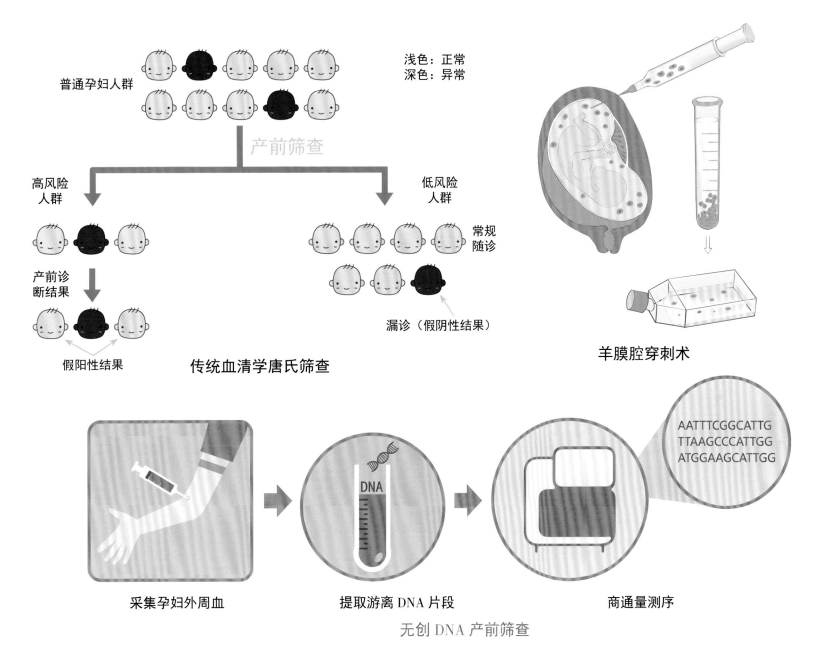

浅色：正常
深色：异常

普通孕妇人群

产前筛查

高风险
人群

低风险
人群

常规
随诊

产前诊
断结果

漏诊（假阴性结果）

假阳性结果

传统血清学唐氏筛查

羊膜腔穿刺术

AATTTCGGCATTG
TTAAGCCCATTGG
ATGGAAGCATTGG

DNA

采集孕妇外周血

提取游离 DNA 片段

商通量测序

无创 DNA 产前筛查

图书在版编目（CIP）数据

产前遗传咨询简易图谱 / 马良坤主编 . —北京：人民卫生出版社，2018
ISBN 978-7-117-26553-9

Ⅰ. ①产…　Ⅱ. ①马…　Ⅲ. ①胎前诊断 – 遗传咨询 – 图谱　Ⅳ. ①R714.5–64②R394–64

中国版本图书馆 CIP 数据核字（2018）第 088514 号

人卫智网	www.ipmph.com	医学教育、学术、考试、健康，购书智慧智能综合服务平台
人卫官网	www.pmph.com	人卫官方资讯发布平台

产前遗传咨询简易图谱

主　　编：马良坤
出版发行：人民卫生出版社（中继线 010-59780011）
地　　址：北京市朝阳区潘家园南里 19 号
邮　　编：100021
E - mail：pmph @ pmph.com
购书热线：010-59787592　010-59787584　010-65264830
印　　刷：北京顶佳世纪印刷有限公司

经　　销：新华书店
开　　本：787 × 1092　1/16
印　　张：4
字　　数：79 千字
版　　次：2018 年 9 月第 1 版　2021 年 2 月第 1 版第 3 次印刷
标准书号：ISBN 978-7-117-26553-9
定　　价：50.00 元

打击盗版举报电话：010-59787491　E-mail：WQ @ pmph.com
（凡属印装质量问题请与本社市场营销中心联系退换）